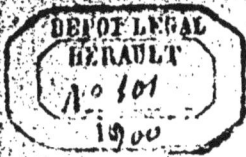

Docteur A. VIG(

CONTRIBUTION A L'ÉTUDE

DE

L'HÉMOPHILIE

CHEZ L'ENFANT

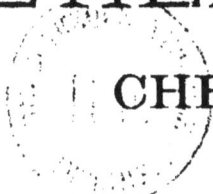

MONTPELLIER
IMPRIMERIE CENTRALE DU MIDI
(HAMELIN FRÈRES)
—
1900

CONTRIBUTION A L'ÉTUDE

DE

L'HÉMOPHILIE

CHEZ L'ENFANT

CONTRIBUTION A L'ÉTUDE

DE

L'HÉMOPHILIE

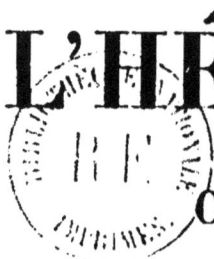

CHEZ L'ENFANT

PAR

Adrien VIGOUROUX

DOCTEUR EN MÉDECINE

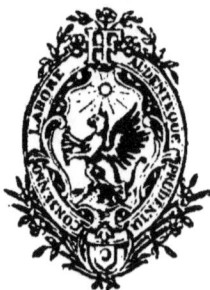

MONTPELLIER
IMPRIMERIE CENTRALE DU MIDI
(HAMELIN FRÈRES)
—

1900

A LA MÉMOIRE DE MON PÈRE

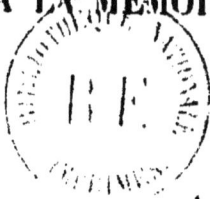

A MA MÈRE

A MES SŒURS ET BEAUX-FRÈRES

A TOUS MES PARENTS

A. VIGOUROUX.

INTRODUCTION

Sous l'inspiration de M. le professeur Baumel, et à propos
de deux observations recueillies dans son service, nous avons
choisi comme sujet de notre thèse inaugurale « l'hémophilie
chez l'enfant ».

L'hémophilie n'est pas encore bien connue dans tous ses
points, et bien des recherches restent à faire pour élucider
une des parties les plus importantes de son histoire, nous
voulons dire la pathogénie. Nous ne trancherons pas la question, mais une des observations prises dans le service de
M. Baumel nous permettra d'établir que le paludisme peut,
dans certaines conditions, déterminer la diathèse hémorragique.

Avant d'aborder l'étude de notre sujet, nous nous faisons
un pieux devoir de saluer la mémoire de notre père vénéré :
le souvenir de ses exemples et de ses vertus sera pour nous
un guide sûr à travers les difficultés de la vie.

Nous remercions, du plus profond de notre cœur, notre
bonne mère et tous les membres de la famille, de l'affectueuse
sollicitude qu'ils ont toujours eue pour nous, et que nous
n'oublierons jamais.

Merci à nos anciens maîtres de l'enseignement secondaire pour leur zèle et leur dévouement.

Merci également à nos maîtres de la Faculté de médecine, pour le soin qu'ils ont apporté à notre instruction médicale.

Mais, entre tous, M. le professeur Granel a droit à toute notre gratitude; à plusieurs reprises, il nous a donné des preuves d'estime et de sympathie, qui nous ont profondément touché, et que nous ne saurions oublier.

En terminant, nous prions M. le professeur Baumel d'accepter l'hommage de notre reconnaissance pour l'honneur qu'il nous a fait en acceptant la présidence de notre thèse, et nous le remercions de ses bons conseils.

CONTRIBUTION A L'ETUDE

DE

L'HÉMOPHILIE

CHEZ L'ENFANT

~~~~~~~~~~~

HISTORIQUE

———

L'hémophilie a été observée dans les temps les plus reculés ; et on conçoit très bien, en effet, qu'une maladie aussi mystérieuse quant à sa nature vraie, aussi variable dans ses symptômes, aussi redoutable dans ses effets, ait frappé de bonne heure l'attention des médecins.

Le premier, un auteur arabe signale cette maladie et la décrit d'une façon assez exacte ; mais c'est Albucasis qui, au onzième siècle, remarque la transmissibilité de cette diathèse par l'hérédité.

Depuis lors, on rapporte de temps à autre de nouvelles observations ; c'est ainsi que, en 1784, Fordyce constate des hémorragies rebelles se transmettant par voie directe dans certaines familles et ayant ainsi le caractère d'une diathèse spéciale.

Au commencement du XIX° siècle, les faits analogues se multiplient, et les médecins américains, anglais et allemands concluent que cette tendance aux hémorragies constitue une maladie à part [Otto (1803), Rush, Hasse, Boardley, Hay (1813), Schœnlein] ; enfin Virchow, dans son grand ouvrage de pathologie et de thérapeutique, le désigne sous le nom d'*hémophilie*, nom qui lui est resté depuis.

Lebert fait connaître l'hémophilie, en France, dès 1837, dans ses recherches sur les causes, les symptômes et le traitement des hémorragies constitutionnelles.

L'année suivante (1838), Dubois de Neufchâtel relate une remarquable observation de la diathèse sous le nom d'*hémorraphilie*.

En 1841, Tardieu rapporte une observation d'hémophilie s'accompagnant de douleurs articulaires.

Enfin, Grandidier publie à Leipzig, en 1855, une importante monographie qui fait époque, puisque les auteurs, qui depuis ont écrit sur ce sujet, ont pour la plupart adopté ses idées.

Gintrac écrit, en 1873, l'article « Hémophilie » du *Nouveau Dictionnaire de médecine* et, en 1888, Rochard écrit le même article dans le *Dictionnaire encyclopédique* de Dechambre.

En 1882, Grenaudier, à propos d'un cas observé dans le service de M. le professeur Legroux, soutient, à Paris, une thèse où il expose les diverses théories ayant cours sur la nature de la maladie : théorie vasculaire, théorie nerveuse.

En 1893, Bar, dans une leçon faite à l'hôpital Saint-Louis, rapporte deux cas d'hémophilie, et donne l'infection comme cause de ces hémorragies répétées.

En 1897, Combemale, professeur de la Faculté de Lille, revient sur les idées exposées en 1889 par Hayem, et fait remarquer que les auteurs ne semblent pas attacher assez d'importance à un élément essentiel de l'affection, c'est-à-dire l'état spécial du sang.

En 1899, M. Baumel, professeur de pédiatrie à la Faculté de médecine de Montpellier, fait remarquer, dans une leçon clinique, à propos d'une observation que nous donnons plus loin, que les femmes hémophiliques transmettent la diathèse aussi bien aux filles qu'aux garçons.

Enfin, dernièrement, dans une seconde leçon clinique, M. Baumel établit que le paludisme peut déterminer l'hémophilie; il base cette opinion sur l'observation d'un nourrisson entré dans son service le 29 janvier 1900.

ÉTIOLOGIE

HÉRÉDITÉ. — L'hémophilie est une disposition ordinairement congénitale et héréditaire aux hémorragies spontanées.
Cet état morbide, tout à fait singulier, est le triste apanage
d'un certain nombre de familles, qui voient leurs membres
frappés de la redoutable maladie, quelquefois pendant quatre
ou cinq générations successives. La transmission se fait le
plus souvent par la mère, même lorsqu'elle n'est pas atteinte
de la diathèse. Cependant l'homme peut transmettre, lui aussi,
la maladie, mais avec ce caractère particulier qu'il en fait
hériter ses petits-fils, tandis que la femme en fait hériter ses
propres fils. L'hérédité est donc immédiate dans le second
cas et saute une génération dans le premier.

Mais il ne faudrait pas croire que les parents atteints
d'hémophilie engendrent seuls des enfants hémophiliques. Il
semble que les ébranlements psychiques du système nerveux jouent un rôle dans la production de cet état morbide.
Des émotions vives, survenues pendant la grossesse chez
des femmes indemnes de toute diathèse, auraient déterminé
l'hémophilie chez le fœtus. L'observation d'André en est un
exemple :

Observation I

(Rapportée par Fritz, *Archives de médecine*, 1863)

Père et mère non hémophiliques, et n'ayant aucune consanguinité avec des hémophiliques, ont deux enfants indemnes d'hémophilie. A une troisième grossesse, la mère a une vive émotion ; le troisième enfant est hémophilique ; il meurt d'hémorragies spontanées au bout de deux mois. Puis naissent plus tard deux enfants qui meurent à la même époque de la même affection.

Cette observation est très nette et se passe de commentaires ; mais la maladie est-elle toujours congénitale et héréditaire ? Ne peut-elle pas être acquise ? Il est tout à fait exceptionnel de rencontrer l'hémophilie à titre d'exemple isolé et accidentel chez un enfant dont les parents sont indemnes de cette tare. Cependant on observe l'hémophilie acquise, et M. Hayem cite l'observation d'une enfant hémophilique à la suite de la rupture de la vésicule biliaire dans le péritoine. Voici cette observation communiquée à la Société de médecine de Paris, le 22 novembre 1889 :

Observation II

(Relatée par M. Hayem)

Alphonsine B.., née le 10 septembre 1889, entre salle Vulpian, n° 11, le 8 novembre 1889, à l'hôpital Saint-Antoine.

Antéc. héréd. — Père, vingt-six ans, bien portant. N'a jamais fait de maladie. Ses frères et sœurs sont bien portants. — Mère, vingt-huit ans, bien portante. Pas de maladies. Pas de privations. Ses couches ont été bonnes. Ses frères et sœurs sont tous vivants et bien portants. — Grand-père maternel, soixante-dix ans, bien portant. Grand'mère maternelle, morte à soixante-cinq ans ; n'a fait aucune maladie grave antérieure.

Antéc. pers. — L'enfant serait née quinze jours avant terme, mais bien constituée et bien portante. Sa mère l'a nourrie au sein jusqu'à présent. Pendant le premier mois, sa santé a été bonne, jamais de diarrhée ni de vomissements.

Début. — La maladie a débuté il y a un mois, sans cause appréciable. L'enfant est devenue jaune et ses selles se sont décolorées ; elles étaient tantôt blanches, tantôt grises. De temps en temps elle avait de la diarrhée, jamais de selles vertes. De plus, elle vomissait deux ou trois fois par jour des matières muqueuses. Depuis dix jours, elle perd du sang par des écorchures des lèvres, des oreilles et de l'ombilic. L'enfant tète encore, mais, depuis hier, elle prend moins volontiers le sein.

État actuel. — 9 novembre. — La peau est colorée en jaune, d'une façon assez intense. Les sclérotiques sont jaunes; on remarque la même teinte sur les muqueuses. Amaigrissement et état cachectique assez prononcés. L'alimentation se fait assez bien. Selles décolorées, argileuses. Abdomen tendu, ne paraît pas douloureux. Le foie déborde un peu les fausses côtes, mais ne semble pas très augmenté de volume, en raison de l'âge de l'enfant. La petite malade ne tousse pas. A la lèvre inférieure, on constate une érosion médiane qui laisse spontanément écouler du sang en assez grande quantité pour tacher les langes. Au niveau de l'antitragus de l'oreille droite, une érosion semblable laisse aussi suinter du sang, de telle sorte que la mère a dû exercer en cet endroit une légère compression; le sang repart dès qu'on enlève le pansement ; on ne trouve en cet endroit qu'une érosion très superficielle intéressant à peine les couches les plus superficielles du derme. Au niveau de l'ombilic, la cicatrice du cordon, brûlée au second degré par un cataplasme trop chaud, laisse aussi suinter du sang, qui tache assez abondamment la chemise de l'enfant. Une piqûre de lancette faite hier au pouce gauche saigne encore actuellement dix heures après le moment où elle a été pratiquée.

L'enfant meurt le 10 novembre, à huit heures trois quarts du matin. Il ne s'est produit aucune modification dans les symptômes sus indiqués.

Examen du sang. — 9 novembre. — Sang pur dans la cellule à rigole. Pas d'altération sensible des globules rouges, qui se présentent avec les caractères ordinaires à l'enfant : hématoblastes assez nombreux et d'aspect normal ; on peut pendant longtemps, les distinguer dans les groupes qu'ils forment. Globules blancs nombreux. La coagulation du sang ne débute qu'après vingt-trois minutes ; elle donne un reticulum fibrineux, incomplet, à larges mailles et à fines fibrilles.

Autopsie. — ..... Il existe une perforation du diamètre d'un grain de millet au niveau du col de la vésicule biliaire, presque à l'origine de canal cystique. Pas de calculs. — Dans la grande cavité péritonéale, l'intestin apparaît coloré en jaune, affaissé. Pas de fausses membranes. On constate que les ganglions mésentériques sont colorés en vert foncé par la bile ; les lymphatiques qui s'y rendent forment des traînées de même couleur.....

M. Hayem, commentant cette observation, attribue l'état hémophilique d'Alphonsine B... à la résorption de la bile en nature et complète, c'est-à-dire des pigments et des sels biliaires. Cette variété d'hémophilie lui paraît être due à une modification chimique des matières albuminoïdes du plasma, se traduisant par une diminution de la coagulabilité du sang. En somme, l'hémophilie a été consécutive à une rupture de la vésicule biliaire, et elle s'est produite chez un enfant complètement indemne de toute tare héréditaire. L'hémophilie peut donc être acquise, comme le prétendait Magnus Huss, qui rapporte un cas survenu après un coup violent reçu sur la tête.

Quand le père et la mère sont indemnes d'hémophilie, trouve-t-on noté dans les observations un état pathologique spécial qui pourrait indiquer que le père ou la mère sont en puissance de production d'hémophiliques? En lisant les observations publiées, on voit souvent noté chez le père ou la mère la scrofule, le rhumatisme, la syphilis, des lésions organiques du cœur.

Dernièrement, dans une leçon clinique, M. le professeur Baumel, à propos d'un cas observé dans son service, a fait un rapprochement entre les fièvres intermittentes et la diathèse hémorragique; l'observation qu'il a citée nous paraît concluante et nous allons la rapporter.

Observation III

(Recueillie dans le service de M. le professeur BAUMEL)

Gale chez un nourrisson de famille hémophilique

Antonin Del..., quatorze mois, entre avec sa mère dans le service des maladies des enfants, le 29 janvier 1900. Il occupe le lit n° 2 de la crèche des enfants malades.

Antécédents héréditaires. — Père bien portant ; mère a rapporté d'Algérie la fièvre palustre dont elle a souffert cinq ans environ ; elle n'a plus d'accès depuis trois ans. Pendant qu'elle avait les fièvres intermittentes, elle met au monde trois enfants; le premier meurt vingt-trois jours après sa naissance; les deux autres, deux fillettes, meurent d'hémorragies incoercibles.

L'une de ces filles meurt à l'âge de vingt mois, en 1893: pendant sa vie, elle avait des épistaxis fréquentes, et son corps était couvert d'ecchymoses qui disparaissaient d'un point pour apparaître en un autre quelques jours après; un jour, pendant que l'enfant était plongée dans un bain, il se déclare une otorrhagie rebelle à tout traitement, et la mort se produit vingt-quatre heures après.

L'autre fillette meurt à l'âge de quinze mois, en 1896 ; comme sa sœur, elle a le corps couvert d'ecchymoses ; quelques jours avant sa mort il apparaît un tout petit bouton à la cheville et la jambe s'enfle jusqu'au genou ; un vendredi soir, il se produit au niveau du bouton une hémorragie très abondante qu'aucun traitement ne peut enrayer et l'enfant meurt le samedi matin.

Antécédents personnels. — Ictère qui dura deux mois et demi, il y a cinq semaines. N'a jamais eu d'hémorragies.

État actuel. — Démangeaisons par tout le corps, mais principalement à la nuque, aux oreilles et à la verge.... On pose le diagnostic de gale; le traitement de deux heures, institué ces jours-ci, n'a pas déterminé d'hémorragies.

Les antécédents héréditaires du malade ayant seuls directement trait à notre sujet, nous les avons relatés avec soin, tandis que nous avons écourté l'état actuel qui ne nous intéresse qu'indirectement. Comme nous l'a fait remarquer M. le professeur Baumel, dans sa leçon clinique, on voit que la mère du petit Antonin met au monde deux fillettes qui meurent d'hémophilie, et cela pendant qu'elle a les fièvres paludéennes.

Un traitement énergique la débarrasse de ses accès palustres; plus d'un an après qu'elle n'a plus d'accès, elle conçoit un autre enfant, le petit Antonin, et il se trouve que, depuis sa naissance, cet enfant n'a jamais eu d'accidents qui puissent faire songer à l'hémophilie. Il est donc tout naturel d'établir une relation de cause à effet entre le paludisme de la mère et l'hémophilie des deux fillettes.

Sans doute, on pourra nous objecter que ce n'est là qu'une pure coïncidence, que le paludisme est assez fréquent et qu'on

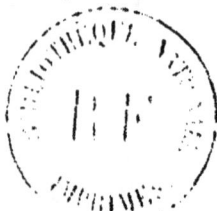

devrait par conséquent avoir déjà noté l'hémophilie chez les
fils de paludéens. C'est l'objection que l'on a déjà faite aux
auteurs qui ont vu une relation entre la scrofule, le rhumatisme, la syphilis et l'hémophilie. Cependant, nous pensons
que la scrofule comme le rhumatisme, la syphilis comme les
fièvres paludéennes, peuvent très bien, dans des conditions
qui nous sont encore inconnues, déterminer l'hémophilie. Nous
avons voulu attirer l'attention sur ce point particulier, et nous
espérons que des recherches ultérieures viendront confirmer
notre opinion. D'ailleurs, nous ferons remarquer que la mère
de notre petit malade contracta le paludisme en Algérie, où
cette maladie est plus grave qu'en France : ce qui permet
d'expliquer des désordres plus profonds de l'organisme.

En outre, on observe l'hémophilie en Algérie, c'est-à-dire
dans un pays de malaria, puisqu'un médecin algérien écrivit
dernièrement à M. le professeur Baumel pour lui demander
quel traitement il employait contre la diathèse hémorragique. Il y avait là un rapprochement à faire, et, comme nous le
disions tout à l'heure, nous pensons que de nouvelles recherches nous donneront raison.

AGE. — En général la maladie se manifeste dès la première année, on l'observe très rarement après vingt-deux ans ;
il semble même que la maladie s'éteint à mesure que le malade
avance en âge. Grandidier a noté le début de la maladie
dans 65 cas dont voici le détail :

Dans la première année. . . . . . 46 fois
Dans la deuxième année. . . . . . 5 —
Dans la troisième année. . . . . 2 —
Dans la quatrième année . . . . 2 —
Dans la cinquième année . . . . 3 —
Dans la sixième année . . . . . 2 —
Dans la dixième année . . . . . 2 —

Dans la onzième année . . . . .   1 fois

Dans la vingt-deuxième année . .   2 —

SEXE. — La prédilection toute spéciale de l'hémophilie à l'égard du sexe masculin a été notée par tous les auteurs. D'après Lange, cette disposition est sept fois plus fréquente chez l'homme que chez la femme. Virchow et les auteurs qui ont étudié la question adoptent cette proportion. D. Dunn (*Amer. Journ. of. med. sc.*, 1883) trouve 717 garçons et seulement 63 filles hémophiliques sur un ensemble de 780 observations, ce qui donne environ 1 fille pour 11 garçons. Les observations d'hémophilie chez les filles ne sont peut-être pas aussi rares qu'on le croyait tout d'abord ; et aujourd'hui on en trouve relatées par beaucoup d'auteurs. Une particularité très fréquente dans ces cas, c'est que la menstruation est retardée chez ces jeunes filles. Grenaudier cite une observation curieuse d'une famille hémophilique, dont tous les garçons ont été exempts de la diathèse, tandis que toutes les filles en ont été atteintes pendant plusieurs générations. Dans l'observation VI, nous voyons que la mère et la fille sont hémophiliques.

CONSTITUTION. — La constitution des sujets hémophiliques ne se fait remarquer par aucune particularité constante. D'après les classiques, ces sujets ont en général la peau fine, blanche, les yeux bleus, les cheveux blonds ; mais d'autres sont bruns, vigoureux et nous allons rapporter l'observation d'une fille brune relatée par M. Comby dans le *Traité des maladies de l'enfance.*

CLIMATS. — D'ailleurs, on peut expliquer la fréquence du type blond chez les hémophiliques par ce fait que la diathèse hémorragique a été plutôt observée dans les contrées septentrionales que dans les pays méridionaux. En effet, les Allemands, les Anglais, les Américains publient tous les ans de nombreux cas d'hémophilie; en France, les observations sont plus rares, surtout dans notre région. M. le professeur Baumel, pendant sa pratique médicale, n'a observé qu'un cas d'hémo-philie chez une jeune fille, dont nous donnerons l'observation à propos de la symptomatologie.

Castan, dans le *Montpellier Médical* de 1869, relate un fait qui s'est passé dans la partie la plus méridionale de la France.

Saisons. — D'après certaines observations, il semblerait que les saisons ont quelque influence sur les manifestations hémophiliques, qui se produiraient de préférence au prin-temps et à l'automne. Tardieu montre l'influence des temps humides et des saisons pluvieuses sur l'apparition des hémor-ragies et des douleurs articulaires; Martin attribue un rôle aux chaleurs de l'été, surtout après les orages.

L'influence de l'hygiène paraît nulle; l'hémophilie s'observe à la ville comme à la campagne, chez les riches comme chez les pauvres.

En résumé, l'hémophilie est une disposition en général héréditaire ou congénitale aux hémorragies; cette disposition peut être acquise. Elle frappe de préférence le sexe masculin, et est surtout fréquente dans les pays septentrionaux.

Observation IV

(Comby, *Bul. de la Société de méd.*, Paris, 1896)

Hémophilie chez une fillette brune de onze mois

Le 8 juin 1896, une femme de trente-trois ans, brune et bien portante, née dans les environs de Clermond-Ferrand, mariée à un homme de trente ans, également Auvergnat et

très brun, me présente à l'hôpital Trousseau une fille de
onze mois qu'elle nourrit au sein avec succès, mais qui
l'inquiète par des hémorragies répétées depuis les premières
semaines de la vie.

Cette enfant, née à terme, a eu, dès l'âge de trois
semaines, des épistaxis répétées et des ecchymoses cutanées.
Ces hémorragies se sont reproduites à différentes reprises
depuis cette époque. Actuellement, l'enfant saigne abondamment du nez; ces jours-ci, elle saignait de la bouche, de
la langue; chaque fois qu'elle présente la moindre écorchure,
un saignement abondant se fait par cette érosion insigni-
fiante; elle a eu des otorrhagies, du mélœna.

Quand on l'examine toute nue, on est frappé de l'aspect
marbré et ecchymotique de la peau, en différents points. Il y
a de nombreuses ecchymoses diversement teintées, sur les
bras, les jambes, le tronc. Ces ecchymoses sont dermiques
et rappellent les stigmates de l'érythème noueux; pas de
purpura à proprement parler. Nourrie au sein par sa mère,
l'enfant se porte bien, est vive, alerte, et commence à
marcher.

Pas d'hémophilie dans la lignée maternelle; le père, sans
être hémophilique, a eu des accidents cérébraux graves, a
été aphasique et ne semble pas jouir d'une très bonne santé.
Un frère du père était hémophile, il avait des épistaxis
incoercibles, qui survenaient surtout la nuit, et il est mort à
l'âge de vingt et un ans à la suite d'hémorragies spontanées.

Observation V

(CASTAN, *Montpellier médical*, 1869)

Cas observé dans le midi de la France

V... est un enfant de quatre ans, essentiellement lymphathique. Sa grand'mère maternelle fut tourmentée pendant

douze années par des vomissements de sang, qu'on pouvait très bien regarder comme de véritables hématémèses ; le sang était noir, rejeté en abondance par les efforts d'un véritable vomissement ; il n'y avait pas de toux. Cette femme continuait à être parfaitement réglée. Les vomissements de sang cessèrent vers l'âge de quarante ans, après une hémorragie encore plus considérable que les précédentes. La malade mourut à l'âge de quatre-vingts ans environ.

Du côté de la mère du malade, nous ne trouvons rien de particulier à noter. La mère elle-même a bien eu dans sa jeunesse de fréquentes épistaxis, mais il y a loin de ces accidents à une véritable disposition hémorragique. Le frère du malade, âgé de six ans, a présenté tous les phénomènes d'une véritable hémophilie. Dès l'âge de six mois, il était fréquemment atteint d'hémorragies gingivales très difficiles à arrêter. A la suite d'un coup porté à la tête et qui s'accompagna d'une suffusion sanguine dépassant de beaucoup les limites ordinaires, des sangsues furent appliquées derrière les oreilles ; l'écoulement de sang ne put être arrêté qu'au vingt-cinquième jour. Enfin, notons chez lui la coexistence de douleurs articulaires siégeant particulièrement dans les articulations du cou-de-pied. Aujourd'hui, la tendance hémorragique paraît s'être dissipée.

Enfin, le sujet de l'observation est atteint d'hémorragies depuis l'âge de huit mois. Ces hémorragies se font toujours par les fosses nasales, elles laissent échapper des quantités très variables de sang et se répètent plusieurs fois dans la journée ; le malade peut perdre ainsi 100, 200, 300 grammes de sang par jour et même davantage. Au début de la crise, le sang est encore assez rouge, mais peu à peu il perd sa teinte naturelle, devient de plus en plus pâle, et, vers la fin, il est tellement décoloré que la mère dit que son enfant ne fait plus que de l'eau. En même temps, quelquefois isolément, apparaissent chez le malade des tumeurs sanguines dures, rénitentes, plus ou moins étendues, et siégeant en nombre variable sur les différentes parties de la surface cutanée, spécialement sur les membres supérieurs. Pas de douleurs articulaires.

L'état général, bon au commencement de la crise, finit par s'aggraver par les répétitions incessantes de l'hémorragie. Le malade tombe dans un affaissement profond; le pouls devient fréquent, petit, misérable; l'estomac supporte difficilement les aliments liquides qu'on lui donne, et des vomissements fréquemment répétés viennent encore ajouter à la faiblesse du malade. Quelquefois aussi, une diarrhée très difficile à arrêter se manifeste.

Les accidents durent en général huit jours, quelquefois davantage, puis tout rentre dans l'ordre et les forces reviennent peu à peu Le tempérament est essentiellement lymphathique; les conditions hygiéniques sont bonnes.

Le traitement employé repose sur l'emploi combiné des toniques, des astringents et des révulsifs: bouillon, vin, lait, perchlorure de fer à la dose de XX à XXV gouttes, applications locales du même agent, glace, sinapismes, ventouses sèches le long de la colonne vertébrale.

Ces moyens avaient suffi jusqu'à ce jour pour arrêter les hémorragies et rendre au jeune enfant une santé apparente; mais le 5 juillet dernier, l'affection a reparu avec plus d'intensité que jamais; des pertes plus considérables se sont produites; des vomissements se sont manifestés; une diarrhée incoercible s'est déclarée, et après quinze jours de maladie, le malade est mort d'anémie extrême.

SYMPTOMES

Puisque, par définition, l'hémophilie est une disposition particulière aux hémorragies, l'étude de la symptomatologie se réduira à l'exposé des diverses manifestations hémorragiques observées dans ces cas.

HÉMORRAGIES. — Les hémorragies peuvent être spontanées ou traumatiques. Les hémorragies spontanées sont très fréquentes dans l'hémophilie ; ce sont celles qu'on observe le plus souvent, et elles sont bien dénommées, car leurs causes effectives, si elles existent, échappent à l'observation. Très souvent les hémorragies spontanées surviennent d'une manière subite, sans prodromes, sans être annoncées par des troubles de l'économie. Parfois, cependant, on observe des palpitations légères, des sensations vertigineuses, des inquiétudes, de la dyspnée. Les hémorragies spontanées se font surtout par la surface des muqueuses ; le plus ordinairement c'est la muqueuse nasale qui saigne, mais souvent aussi les gencives participent à l'hémorragie. Bien plus rarement l'épanchement sanguin survient dans l'intestin, l'estomac, le poumon, les organes génitaux. Fritz donne la statistique suivantes ; sur 256 faits, il note : épistaxis 122, hémorragies buccales 34, hémorragies intestinales 33, hémoptysies 15, uréthrorragies 13, hématémèses 11, etc. Parfois on observe des hématuries.

A côté des hémorragies spontanées on trouve, dans l'hémophilie, des hémorragies traumatiques. Ces dernières sont caractérisées par ce fait qu'il suffit d'un traumatisme insignifiant pour les provoquer. Il n'est pas rare, par exemple, d'observer des hémorragies incoercibles à la suite de la simple avulsion d'une dent, et Siffre a fait paraître à ce sujet un article dans la *Revue Odont.*, Paris, 1897. La section du frein de la langue, tant en usage dans certains milieux ; une simple piqûre vaccinale ; les fausses routes au cours d'un cathétérisme maladroit; la saignée ; les scarifications ; l'apposition d'un vésicatoire, voilà tout autant de causes qui peuvent provoquer chez un hémophile des hémorragies interminables. Il en est de même des applications de sangsues, et nous avons vu dans l'observation de Castan, qu'à la suite de piqûres de cette nature, l'écoulement du sang dura vingt-cinq jours.

Un remarquable caractère de ces hémorragies, c'est qu'elles surviennent beaucoup plus rarement à la suite de plaies superficielles et contuses produites par les accidents. Fordyce cite un cas où l'hémorragie s'arrêta par l'agrandissement de la plaie.

Que l'hémorragie soit spontanée ou provoquée, c'est par les capillaires qu'elle s'effectue, elle se fait en nappe ; le sang sort en bavant. L'abondance de sang épanché hors des vaisseaux est parfois considérable ; un malade de Schœfer a perdu 4 livres de sang en vingt-quatre heures ; un autre, de Claudi, a perdu, après l'extraction d'une dent, de 12 à 15 livres de sang en neuf jours. Dans un cas d'Escherich, le saignement d'une petite plaie reçue en duel amena la mort en quarante-quatre heures. En résumé, la quantité de sang que peut perdre un hémophilique est très variable et quelquefois difficile à apprécier.

Ecchymoses. — Les ecchymoses sont encore des phénomènes hémorragiques très fréquents chez les malades atteints

d'hémophilie ; elles peuvent être spontanées, comme aussi
elles peuvent se produire à la suite d'un traumatisme ou d'une
vive émotion. Les pétéchies sont des taches irrégulières, de
grandeur variable, depuis la grosseur d'une tête d'épingle
jusqu'à une étendue de plusieurs centimètres, de couleur
rouge sombre d'abord, puis bleuâtres, passant finalement par
toute la gamme des couleurs. Ces taches ecchymotiques,
d'après certains auteurs, précèdent souvent les hémorragies
spontanées ; elles peuvent se montrer seules et constituer par
elles-mêmes toutes les manifestations de l'hémophilie.

Pour Villard (deMarseille), « tant que les sujets hémophiles
conservent une santé relativement bonne, il est rare que la
peau devienne chez eux le siège de taches purpurines ou
d'echymoses plus ou moins étendues. Ce n'est que plus tard,
alors que la cachexie commence à se manifester, que les hémorragies cutanées apparaissent. »

Parfois les épanchements sanguins sous-cutanés prennent
des proportions considérables ; le sang s'accumule comme
dans une poche et constitue les *tumeurs sanguines*. Ces tumeurs ont eu atteint le volume d'une tête d'adulte ; elles sont
en général d'un bleu foncé tirant sur le noir; leur consistance
est molle, fluctuante, ou bien elles donnent une sensation
d'empâtement, selon l'état du sang qu'elles contiennent.
Si on place un thermomètre à température locale sur ces
tumeurs, on observe quelquefois une légère élévation de la
colonne mercurielle; mais il est exceptionnel qu'elles arri-
vent à la supuration. Presque toujours, elles se résorbent
lentement et progressivement : très rarement elles se termi-
nent par l'infiltration calcaire.

ARTHROPATHIES. — Après les ecchymoses et les tumeurs
sanguines, un des symptômes les plus fréquents dans l'hémophilie, ce sont les arthropathies. Tardieu fut un des premiers

à les signaler, et il parle d'un jeune homme, hémophile avéré, dont les genoux étaient le siège de gonflements douloureux, persistant pendant quelques jours pour disparaître ensuite.

D'après Grandidier, ces arthropathies seraient assez fréquentes, et il serait rare qu'un des membres, au moins, d'une famille hémophilique ne fut pas atteint de douleurs articulaires. En 1871, Cadet de Gassicourt, dans une leçon sur un cas d'hémophilie, nie les arthropathies hémophiliques ; Potain, au contraire, en est partisan et les rapproche des attaques de rhumatisme aigu. Les douleurs articulaires durent une huitaine de jours et se montrent d'ordinaire en automne ou avec le froid humide. Leur intensité est très variable, mais souvent elle est assez vive pour rendre tout mouvement impossible ; cette gêne fonctionnelle est encore augmentée par le gonflement qui, en général, ne tarde pas à paraître. Les arthropathies atteignent surtout les genoux (15 fois), puis les pieds (7 fois), la hanche (5 fois), l'épaule (4 fois), le coude (4 fois); elles peuvent aussi atteindre plusieurs articulations en même temps ou successivement. On note souvent, autour des articulations malades, des ecchymoses, que certains auteurs attribuent aux mouvements et à la palpation faite pendant l'examen du sujet.

Quand le gonflement apparaît, il n'y a pas de changement de couleur à la peau, mais cette dernière est chaude et tendue. Ce sont là les signes du rhumatisme articulaire aigu, et c'est, en effet, le diagnostic porté presque toujours par le médecin, s'il ne connaît pas les antécédents du malade. Plus tard, la chaleur disparaît ; au palper, la tumeur est élastique, résistante, et l'on songe aussitôt à une tumeur blanche. Ces erreurs de diagnostic sont très fréquentes et on les trouve notées dans presque toutes les observations.

En général, la résolution des arthropathies hémophiliques se fait en huit ou dix jours, et les manifestations disparais-

sent sans laisser de trace ; mais quelquefois il persiste des
attitudes vicieuses et des ankyloses, tout comme dans la tu-
berculose articulaire ; ce qui, nous le répétons, explique les
erreurs de diagnostic.

Tels sont les symptômes de l'hémophilie ; dans certaines
observations on a noté des bourdonnements d'oreille, de la
surdité, des troubles de la vue, des vertiges, des taches vasculaires sur la face ; mais tous ces symptômes n'ont rien de
caractéristique, aussi, nous n'en parlerons pas davantage.

Nous allons rapporter ici une observation prise dans le
service de M. le professeur Baumel, et que M. Andrieu a
bien voulu nous communiquer. Cette observation est intéressante par ce fait que l'hémoptysie est ici le symptôme principal ; or nous savons que Fritz a noté quinze fois seulement
des hémoptysies sur un ensemble de 256 cas ; de plus, le
sujet de l'observation est une fillette, tandis que l'hémophilie
semble avoir une prédilection toute marquée pour le sexe
masculin.

Observation VI

(INÉDITE)

(Recueillie dans le service de M. le professeur Baumel)

Hémoptysies répétées chez une hémophilique

Isabelle P...., deux ans et demi, entre dans le service de
M. le professeur Baumel, crèche n° 3, le 16 mai 1899.

Antécédents héréditaires. — Mère très nerveuse, a été
endormie plusieurs fois par un docteur qui lui donnait ses
soins, n'a cependant jamais eu de crises de nerfs. A craché
du sang pendant plus de trois mois, il y a cinq ans environ.
Aujourd'hui, se porte relativement bien, malgré une légère
insuffisance mitrale. — Père, Belge, bien portant. Un cousin-

germain de la mère de notre petite malade, âgé de vingt et
un ans, a craché du sang, se meurt de la poitrine. Deux
tantes du père sont mortes de bacillose. Sa nourrice,
Italienne, a habité la Toscane.

Antécédents personnels. — Bronchite à deuxmois; broncho-
pneumonie un mois et demi avant son entrée dans le service
pendant laquelle elle rendit quelques crachats sanglants, et fit
une fois du sang par l'anus, provenant, sans doute, d'un
prolapsus du rectum qu'elle avait à ce moment.

Histoire de la maladie actuelle. — A la suite de cette
broncho-pneumonie, quelques jours après son entrée en con-
valescence, Isabelle P... se mit à cracher du sang quatre ou
cinq fois par jour. Le médecin qui la traitait prescrit de
l'ergotine, des infusions d'ipéca, du lait froid ; rien n'arrête
ces hémoptysies. Ces dernières augmentant, la mère décide
de faire entrer sa petite fille à l'hôpital.

16 mai. — Cinq à six crachats sanglants dans la journée.

17. — Sept à huit crachats sanglants. Signes à peu près
négatifs au thorax. Potion à l'ergotine 0,50 centigr. ; looch
avec IV gouttes de digitale. Lait froid.

18, 19, 20, 21. — Crachements de sang continuent, malgré
ergotine, digitale, lait froid.

22. — Neuf à dix crachats sanglants ; vomissements après
prises de lait. Potion à l'ergotine. Lait glacé.

23, 24, 25, 26, 27. — Sept à huit crachats sanglants. La
malade ne prend presque pas de lait, vomit souvent le peu
qu'elle prend. On pèse l'enfant le 27 mai. Poids : 12 kil. 595.

28. — Dix crachats de sang. Potion à l'ergotine et IV gouttes
de digitale.

30. — Crachements de sang continuent. On ausculte à
gauche, en arrière et à la base, respiration rude, quelques
sous-crépitants. Toujours des vomissements après les prises

de lait. Un peu de sang par l'anus. On prescrit : vésicatoire de 3 sur 4 centimètres. Looch au benzoate de soude et continuation de la potion à l'ergotine.

2 juin. — Plus rien au thorax. Diarrhée.

5. — Alternative de diarrhée et de constipation, toujours quelques vomissements. Sept à huit crachats sanglants ; glace, potion à l'ergotine.

10. — Sirop de raifort iodé 15 grammes.

11. — Diarrhée ; toujours crachements de sang, sous-nitrate de bismuth 0,10 cent. pour un paquet, n° 10.

12. — Vomissements après les prises de lait ; toujours hémoptysies qui se maintiennent, malgré tous les traitements. Prescriptions : sirop de tolu belladoné, sirop de raifort ; toujours lait froid, glace.

14. — Diarrhée. Sept à huit crachats sanglants. Traitement : sous-nitrate de bismuth. Poids de l'enfant : 11 kil. 598 ; diminution en dix-huit jours 997 grammes.

17. — Toujours hémoptysie. Traitement de digitale II gouttes matin et soir.

18. — Perchlorure de fer.

21. — Crachats sanglants. Potion à l'ipéca.

30. — A la suite des cris que pousse l'enfant, des plaques rouges, nous dit la mère, se montrent sur la figure et sur les bras.

1er juillet. — Urticaire ? Huit à dix crachats sanglants. Vomissements. Bicarbonate de soude 0 gr. 50.

4. — A saigné du nez, crache toujours rouge. Traitement : Eau de lacto-phosphate de chaux. Potion à l'ergotine :

Sirop de gomme.	30 grammes.
Ergotine	0,50
Eau	120 grammes.

6. — A saigné du nez en grattant les croûtes. Sirop de

raifort 20 grammes. Poids : 10 kil. 280. Diminution en dix-neuf jours 618 grammes. Diminution depuis la première pesée du 27 mai : 1 kil. 615.

7. — Suppression de l'ergotine.

11. — Toujours crachats rouges, a saigné du nez. Matières fécales noires. Quelques vomissements. La petite malade ne veut plus prendre du lait. Sirop de raifort iodé. Eau de lacto-phosphate de chaux.

12. Un peu de rudesse respiratoire en arrière. Ergotine 0,60 cent., X gouttes de perchlorure de fer. Eau de lacto-phosphate de chaux. Sirop de raifort. Lait glacé.

14. — Toujours mêmes crachats de sang. XV gouttes de perchlorure de fer. Ergotine 0,75 centigr.

18. — Les hémoptysies continuent; 1 gramme d'ergotine, XX gouttes de perchlorure de fer. Sirop de raifort.

19. — Diarrhée abondante, crachements de sang. Épistaxis. Supprimer le perchlorure. Julep avec I goutte de laudanum. Poids 9 kil. 713. Diminution depuis le 6 juillet 1 kil. 267. Diminution depuis la première pesée 2 kil. 882.

22. — Diarrhée. Sous-nitrate de bismuth.

30. — Hématurie, diarrhée, les crachements de sang parais-sent diminuer un peu.

1er août. — Poids 7 kil. 780. Diminution depuis le 19 juillet 1 kil. 933. Diminution depuis la pesée du 27 mai 4 kil. 815.

3. — Urines couleur marron. A saigné du nez ; crachements sanguins continuent. Alternatives de diarrhée et de constipation.

5. — Urines toujours marron ; crachats rouges ont diminué de nombre. Cinq ou six crachats par jour.

9. — Même couleur des urines ; cinq crachats rouges. Diarrhée.

11. — Urines acajou ; pas de pigments biliaires, mais sucre mis en évidence par la liqueur de Fehling.

12. — Diarrhée abondante; matières noires, fétides. Urines acajou; réaction du sucre. Les crachats rouges ont diminué de nombre. Traitement : Sirop d'iodure de fer ; décoction blanche de Sydenham. Eau de lacto-phosphate. Sous-nitrate de bismuth 2 grammes

13. — Diarrhée intense. Urines foncées avec quelques traces de sucre. Sous-nitrate de bismuth ; limonade citrique.

14. — Crachats de sang diminuent. Diarrhée persiste.

15. — La diarrhée a cessé.

16. — L'état général devient meilleur ; l'enfant marche mieux, n'a pas de diarrhée ; elle crache toujours autant de sang. Quinine 0,60 cent. dans un julep. Perchlorure de fer X gouttes. Limonade citrique. Poids, 11 kil. 485.

25. — Ergotine, sirop de ratanhia, perchlorure de fer, limonade citrique.

30. — Diarrhée ; crachements de sang diminuent.

31. — Diarrhée.

2 septembre.— Diarrhée diminue. Potion d'ergotine, limonade lactique. Toujours crachats sanguins ; cependant l'état général devient meilleur, et l'enfant crie beaucoup moins.

3. — La diarrhée a cessé XV gouttes de perchlorure de fer; potion à l'ergotine, limonade citrique.

4. — Urines plus claires, plus blanches. Cinq à six crachats sanguins, mais épistaxis. M. Laty recherche les bacilles dans les crachats et n'en découvre pas.

5, 6. — Enfant plus joyeux, l'état général s'améliore.

7. — Urines plus claires. Quatre ou cinq crachats sanguins seulement. Etat général continue à s'améliorer.

8. — Deux ou trois crachements de sang.

9. — Deux crachats sanguins. Ergotine.

10. — Pas de crachats sanguins.

Quelques jours après, la malade quitte le service à peu près guérie. Nous nous sommes informé de ce qu'était devenue la fillette; des renseignements qui nous ont été fournis il résulte que le mieux s'est maintenu depuis la sortie de l'hôpital.

Cette observation est très intéressante à cause des hémoptysies tenaces et du mauvais état général d'Isabelle, comme le prouvent les pesées successives qui ont été faites. Autre fait intéressant, ce sont les vomissements après l'ingestion du lait ; nous trouvons la même remarque dans l'observation de Castan que nous avons rapportée plus haut.

Grâce à une médication énergique, M. le professeur Baumel a pu sauver cette enfant qui semblait condamnée.

En effet, à partir du 16 août, jour où on note une remarquable augmentation de poids, l'état général continue à s'améliorer, amélioration qui s'est maintenue depuis.

Observation VII

Hématome du bras chez un hémophile

(GAYET, *Gazette hebdomadaire*, 1895)

Petit malade de douze ans, assez bien portant, mais de constitution frêle et délicate. Depuis un an a présenté des signes d'*hémophilie*. Il a eu à plusieurs reprises des hémorragies sérieuses par le nez, et même par les gencives. Ecchymoses faciles.

Un jour, sans cause apparente, il est pris de douleurs extrêmement vives dans le bras gauche, avec gonflement rapide des parties molles dans toute la circonférece du bras, et presque dans toute sa longueur. Ce gonflement s'accroît rapidement, et quand le médecin revoit l'enfant, vingt-quatre heures après sa première visite, il trouve la région extrêmement dure et tendue, avec peau luisante à la surface et comme une teinte brunâtre dissimulée par-dessous. La moindre pression, le moindre contact sur ce tégument tendu à l'excès sont horriblement douloureux. En raison de ce tableau symptomatique, en raison de la température montée aux environs de 39°, le praticien eut peur d'un phlegmon suraigu et fit entrevoir la possibilité d'une opération. La famille refusa, et on fut obligé d'attendre.

Quelques jours après ce début à grands fracas, l'empâtement avait diminué notablement, les douleurs étaient beaucoup moins vives, et une large ecchymose apparaissait le long du bras. C'est alors qu'on rapporta le mal à l'hémophilie du sujet.

L'hématome se ramollit au point de donner la sensation d'une immense poche fluctuante, prête à s'ouvrir. Les parents consentirent, cette fois, à l'ouverture de ce qu'ils croyaient être un abcès et l'incision de la poche ne donna issue qu'à un liquide sanguinolent et à une grande quantité de caillots.

Observation VIII

(Recueillie dans le service de M. le professeur COMBEMALE, par M. RUYSSEN)

Arthropathies et hématurie

Alexandre F.... quatorze ans, apprenti cordonnier, entre le 16 novembre 1896 dans le service de M. le professeur Combemale.

Père rhumatisant. Comme antécédents personnels : variole à un an et demi et scarlatine à six ans.

Dès l'âge de deux ans, il aurait commencé à souffrir de ses deux genoux, et particulièrement du genou gauche. Il n'a, bien entendu, conservé aucun souvenir de l'évolution des phénomènes à cette époque.

A l'âge de huit ans, le genou gauche subit une nouvelle

atteinte. Il se tuméfie d'abord, et devient douloureux ensuite.
Le membre, petit à petit, prend une attitude vicieuse : la
jambe se fléchit sur la cuisse; l'articulation est douloureuse à
la pression; la flexion de la jambe est possible; mais l'exten-
sion ne l'est pas; la douleur est trop vive. Différents médecins, appelés en consultation, diagnostiquent les uns une
tumeur blanche, les autres un rhumatisme articulaire aigu.
On tente plusieurs manœuvres pour remettre droit le membre inférieur; on y arrive progressivement, mais le membre
est ankylosé au niveau du genou. Cette ankylose disparaît
peu à peu, et l'enfant peut marcher tout en gardant une cer-
taine raideur. A partir de ce moment le genou gauche reste
aussi plus volumineux que le droit.

A l'âge de onze ans, l'articulation tibio-tarsienne est de
nouveau le siège des mêmes phénomènes : enflure et douleur. Le coude droit a présenté les mêmes accidents à plusieurs reprises. En dehors de ces périodes aiguës, il y a eu
d'autres poussées apparaissant aux époques froides et
humides. Le froid, d'ailleurs, éveille d'une façon constante
des sensations douloureuses au niveau du genou gauche. Enfin
les phénomènes fluxion et douleur sont caractéristiques de
chaque crise aiguë ou subaiguë.

Il y a un second point intéressant dans l'histoire de notre
malade. Il saigne avec une rare facilité depuis sa naissance.
Il lui semble toujours qu'il est enrhumé du cerveau, et il a le
nez souvent obstrué par des caillots sanguins. Quand il se
baisse, la tête en bas, il a un saignement de nez. Le plus
souvent, l'épistaxis est précédée de céphalée, ou bien elle se
produit le matin, ou bien pendant la nuit. Ces saignements
sont parfois minimes et courts, parfois aussi abondants et per-
sistants, pouvant amener le malade jusqu'à la syncope. Quand
le malade se fait une piqûre ou une plaie, il saigne beaucoup
et longtemps. Le tableau de ces phénomènes vasculaires ne

s'est jamais modifié au cours de la vie de notre malade.

Le 1er décembre 1896, notre malade revient dans le service parce qu'il pisse du sang depuis quelques jours. Cela est survenu sans motif apparent. La veille, il avait eu une petite hémorragie nasale, et, vers midi, il eut une première miction sanguinolente. Comme cause, l'enfant invoque seulement un petit accident de fabrique dont il a été victime, qui lui a endommagé légèrement quelques doigts de la main gauche, mais qui lui a causé surtout une très forte émotion.

Depuis cette première miction sanguinolente, les urines ont toujours été teintées, parfois simplement rosées, parfois aussi d'un rouge très foncé, et cela sans que rien d'apparent pût expliquer cette plus ou moins grande quantité de sang. Les mictions n'ont jamais été douloureuses. L'interrogatoire nous autorise pleinement à penser qu'il n'y avait dans cette hématurie rien d'uréthral ni de vésical, mais qu'il s'agissait bien d'une hémorragie d'origine purement rénale.

Le palper des deux reins révèle un léger degré de sensibilité des deux côtés. Rien au cœur ni aux poumons. Le malade n'a pas et n'a jamais eu de fièvre.

Sous l'influence du repos et d'un traitement au tannin, l'hématurie a disparu rapidement. Aujourd'hui les urines sont normales. Depuis que le malade est dans nos salles, à part de fréquents saignements de nez, il n'a rien présenté de particulier.

Notre conviction est que le diagnostic doit être ainsi formulé : épistaxis, épanchements articulaires, hématurie symptomatiques d'une diathèse hémophilique.

PHYSIOLOGIE PATHOLOGIQUE

La physiologie pathologique est sans contredit le point le plus intéressant de l'histoire de l'hémophilie; mais, il faut bien l'avouer, c'est aussi le plus obscur.

Diverses théories ont été émises, tour à tour adoptées selon les préférences des auteurs, mais aucune n'a une valeur absolue.

Dans une affection caractérisée par des hémorragies abondantes, l'idée d'une altération du système vasculaire ou d'un état particulier du sang vient tout naturellement à l'esprit; aussi est-ce de ce côté que les recherches ont été dirigées.

Quelques théories sont aujourd'hui complètement abandonnées, telles sont celles de Meckel et de Virchow. Meckel faisait dépendre l'affection d'une malformation du ventricule droit et de la cloison interauriculaire; Virchow l'attribue à l'état fœtal permanent du cœur, compliqué par l'étroitesse des gros vaisseaux, entraînant ainsi une prédisposition à la rupture et à l'hémorragie.

A l'heure actuelle trois théories sont surtout admises: l'une accorde une part importante aux lésions vasculaires, l'autre accorde à l'hémophilie une étiologie nerveuse, la troisième reconnaît comme cause prochaine un état spécial du sang. Nous verrons que, dans une quatrième théorie, on fait une large part à l'infection.

Castan, dans le *Montpellier Médical* de 1869, se montre

partisan convaincu de la théorie vasculaire. Pour lui, « les analyses du sang qui ont été faites n'ont généralement porté que sur un liquide déjà altéré par la maladie ; or toutes les modifications qu'on a constatées (sang pâle, séreux, appauvri, défibriné) sont celles qu'on observe chez tout individu affaibli par une hémorragie considérable. Les observations, dit-il, perdent donc beaucoup de leur valeur et ne peuvent en aucune manière permettre de regarder l'hémophilie comme dépendant primitivement d'une altération du sang. Mais ce qui ressort de ces faits, c'est l'influence secondaire exercée par la lésion du sang sur la production de l'hémorragie. »

Ayant ainsi écarté l'état du sang, Castan expose les raisons qui lui font admettre la théorie vasculaire : « Pour qu'il y ait véritablement hémorragie, il faut qu'il existe préalablement une altération des vaisseaux ; les globules ne peuvent sortir qu'à travers une éraillure, une déchirure des canaux, car le système circulatoire est clos de toutes parts. Cette éraillure, cette déchirure ne peuvent se produire que si les vaisseaux sont préalablement altérés d'une manière quelconque. »

Ainsi donc, Castan reconnaît comme cause principale de l'hémorragie l'altération des vaisseaux, constatée d'ailleurs dans certaines autopsies ; mais il est, aussi, tout disposé à admettre l'influence d'un éréthisme particulier du système circulatoire, ou des troubles de l'innervation.

En 1887, M. le professeur Villard, dans une leçon publiée dans le *Marseille médical*, admet la pathologie névropathique de l'hémophilie dont M. Lancereaux est un des plus fervents défenseurs. « De nombreuses observations, dit M. Villard, militent en faveur de cette théorie, tant au point de vue expérimental qu'au point de vue pathologique ; certaines lésions des centres nerveux, du grand sympathique, des nerfs périphériques, donnent lieu à des hémorragies dans divers organes ; rien d'étonnant dès lors que, sans lésions réelles,

les centres nerveux vaso-moteurs puissent être impressionnés par une infinité de causes capables d'en exagérer l'excitabilité d'abord, et d'amener ensuite une dilatation paralytique des petits vaisseaux. Représentez-vous ce qui se passe chez un individu auquel un violent accès de colère enlève presque la raison. Il pâlit d'abord, puis devient pourpre au point de justifier l'expression vulgaire de « colère bleue », si bien, qu'en pareille circonstance, une épistaxis abondante a pu être considérée comme un bénéfice de nature, ce qui est fort vraisemblable. »

Cependant, M. le professeur Villard se montre, lui aussi éclectique, et il reconnaît que, dans certains cas, l'hémophilie peut provenir d'une altération du sang ou des vaisseaux.

« En somme, l'hémophilie primitive, qu'on la considère comme un état diathésique offrant une tendance aux hémorragies spontanées, ou bien qu'elle soit l'expression tardive d'une dyscrasie progressive, relève dans le premier cas d'une modification purement fonctionnelle du système vaso-moteur, tandis que dans le second elle résulte d'une altération vasculaire avec ou sans altération du liquide sanguin. »

L'altération du sang est pour Combemale, professeur à la Faculté de Lille, le point principal dans la physiologie pathologique de l'hémophilie. Quand on relit les observations d'hémophilie avec examen du sang, on constate que le microscope ne révèle pas d'altération morphologique du sang à proprement parler. En général, on trouve un grand nombre d'hématoblastes, une augmentation notable des globules blancs et un retard considérable de la coagulation. Nous lisons, en effet, dans l'observation de M. Hayem que nous avons rapportée à propos de l'étiologie : « Hématoblastes très nombreux n'ayant pas la tendance ordinaire de ces éléments à s'agglomérer ; globules blancs nombreux ; la coagulation ne débute qu'après vingt-trois minutes avec un réticulum fibrineux à larges mailles. »

M. Hayem a fait les mêmes constatations dans un autre cas semblable et nous les retrouverons dans une observation de M. Combemale que nous rapportons ci-dessous. Aussi le professeur Combemale accorde une importance toute particulière à l'état du sang et surtout au retard manifeste dans sa coagulabilité. Il termine sa leçon clinique en disant : « Il ne faut pas se dissimuler que le vague règnera longtemps dans cette question et que surtout les hypothèses cherchant à expliquer le retard dans la coagulabilité du sang n'auront de valeur que du jour où l'on sera bien renseigné sur le mécanisme exact de ce phénomène complexe qu'on appelle la coagulation du sang. »

Cette théorie basée sur l'état particulier du sang est, nous l'avouons, séduisante, et peut-être est-ce par un mécanisme analogue que l'on pourrait expliquer l'action du paludisme sur l'hémophilie. Il est incontestable, en effet, que l'hématozoaire de Laveran produit des modifications notables du sang, et il y a certainement un rapprochement à faire. Bien entendu, ce n'est là qu'une hypothèse qui demanderait des recherches longues et minutieuses qu'il nous serait impossible de mener à bien.

Nous venons d'exposer sommairement les trois théories principales, admises par les auteurs, sur la physiologie pathologique de l'hémophilie ; mais il en est une quatrième que le docteur Bar a exposée dans une leçon faite à l'hôpital Saint-Louis en 1893, c'est la théorie de l'infection. Bar, qui a observé deux cas d'hémophilie, dit très nettement que ces hémorragies répétées ne sont qu'un symptôme de l'infection des enfants. Dans le premier cas, il s'agit d'un nouveau-né qu'on vaccine cinq jours après la naissance ; une heure après la vaccination, il se produit une hémorragie assez abondante

par une des piqûres vaccinales. Le lendemain, l'enfant perd
du sang par la plaie ombilicale ; ecchymoses sous-cutanées
et mort. Le sang, examiné de suite après la mort, contenait des
staphylocoques. — Dans le second cas, on constate cinq
jours après la naissance, au niveau de la crête iliaque gauche,
une petite ulcération qui saigne abondamment. Le même
jour, hémorragie buccale, ecchymose sur le mollet ; mort, le
lendemain. Le sang ensemencé donne des staphylocoques.

D'après ces deux observations que nous avons résumées, il
semble bien que l'infection peut jouer un rôle dans la pathogénie de l'hémophilie ; mais, en somme, aucune théorie ne sa-
tisfait complètement l'esprit et de nouvelles recherches sont
nécessaires.

En effet, toutes les opinions ont leur part de vérité ; aucune ne donne une explication convenable de l'ensemble des
faits relatés ; aussi faut-il recourir à un sage éclectisme qui
n'a d'autre but que de masquer notre ignorance.

Observation IX

(COMBEMALE, *Echo médical du Nord*, 1897)

Angèle G..., âgée de dix-sept ans, a vu sa mère mourir
d'apoplexie cérébrale à cinquante-deux ans; son père a succombé à une affection pulmonaire. Elle a six frères ou sœurs
bien portants... A diverses reprises, elle présente des manifestations scrofuleuses, principalement des adénites du cou
qui suppurent et laissent des cicatrices... Huit jours avant son
entrée, et sans cause apparente, la malade se mit à saigner
du nez abondamment. L'épistaxis fut du reste suivie d'une
hémoptysie constituée par des caillots noirs. Deux jours après,
il se produisait une véritable hématémèse de la valeur d'un

bol ordinaire : l'épistaxis avait continué, on le voit, et le
sang s'était déversé dans le poumon, puis dans l'estomac.

En même temps, la malade vit apparaître sur toute la longueur de ses jambes et de ses cuisses de petites taches len-
ticulaires de couleur rouge foncé ou bleuâtre, dont quelques-
unes avaient des dimensions plus grandes. Quelques taches
semblables se trouvaient sur les bras et sur la poitrine au-
dessus du mamelon gauche. Une tache ecchymotique plus
importante, bleuâtre au centre et verte à la périphérie, s'é-
talait au coude droit.

Les épistaxis se sont renouvelées depuis, ainsi que les crachements de sang. Mais la malade dit n'avoir jamais eu de
sang dans ses urines. Elle n'a du reste jamais eu de fièvre.
— A son entrée, nous constatons un teint pâle et une bouf-
fissure anémique de la face. Sur les jambes et sur les cuisses
se remarquaient des pétéchies ; taches ecchymotiques sur les
bras, malgré l'absence de tout traumatisme. Il y avait des
caillots fragmentés sur les gencives ; le crachoir de la malade
renfermait du sang noir caillé.

Examen du sang. — Anémie globulaire intense (trois
millions sept cent mille); augmentation très marquée du
nombre des leucocytes (10 fois plus qu'à l'état normal) ;
quelques grammes de sang sont recueillis par une saignée,
et la coagulation a beaucoup tardé à se faire. Enfin cette
coagulation n'a fourni qu'un caillot mal contracté, de petit
volume et surmonté d'une forte couche sérum....

DIAGNOSTIC. — PRONOSTIC

Le diagnostic d'hémophilie est parfois difficile à établir; c'est ainsi que le malade de Tardieu, entré 32 fois à l'hôpital, a été l'objet de diagnostics nombreux. Il a été soigné tour à tour pour rhumatisme, hydarthrose, hémorragie simple, contusion avec ecchymoses, purpura, enfin hémorragie constitutionnelle. Cependant la difficulté n'est pas toujours aussi grande, et en se basant sur les antécédents du malade, sur les caractères des hémorragies, sur la difficulté qu'on éprouve à les arrêter, on arrive aisément à diagnostiquer la maladie.

On pourrait confondre l'hémophilie avec le *purpura;* mais le purpura a une durée temporaire; c'est une maladie aiguë, qui ne se transmet pas par l'hérédité. Un autre signe, qui peut permettre de différencier le purpura de l'hémophilie, est le suivant; si l'on malaxe un point quelconque de la peau chez un purpurique, il apparaît le lendemain, au point irrité, une série de papules. Enfin les altérations sanguines ne consistent pas en lenteur de la coagulation et rétraction du caillot comme dans l'hémophilie.

Dans le *scorbut,* comme dans l'hémophilie, il y a des taches, des ecchymoses; mais les conditions étiologiques ne sont pas les mêmes. Le scorbut est une affection de l'adulte déterminée par une mauvaise hygiène, tandis que l'hémophilie affecte surtout les enfants et a souvent comme cause l'hérédité. D'ailleurs, chez les scorbutiques on constate un gonflement livide des gencives et une teinte plombée de la peau absolument caractéristiques. En outre, les taches hémorragiques se font toujours à la base d'un poil, et les grosses hémorragies sont sous-aponévrotiques et non sous-cutanées comme dans l'hémophilie.

L'*hématidrose*, étudiée par Parrot, ne peut guère prêter à confusion. Les sueurs sanguinolentes de l'hématidrose s'observent, en effet, chez les névropathes et sont surtout localisées aux paupières. Elles n'ont aucune tendance à persister, et durent peu de temps.

La *leucocythémie* présente des symptômes analogues à ceux de l'hémophilie. Mais les ganglions tuméfiés, qui ne suppurent pas, l'hypertrophie de la rate et du foie permettent de faire le diagnostic.

Quand le traitement n'a pas triomphé des divers accidents, la marche de l'hémophilie est fatale, car les hémorragies se succèdent de plus en plus, deviennent plus tenaces et la mort arrive par anémie et débilité. Nous avons parlé de deux fillettes qui avaient succombé en vingt-quatre heures; il faut remarquer que la mort est plus fréquente dans le jeune âge; après la vingt-deuxième année, les chances de vie augmentent car les hémorragies tendent à diminuer à partir de cet âge.

TRAITEMENT

Les hémorragies de l'hémophilie étant très rebelles, le traitement prophylactique a une grande importance. Il faudra donc éviter, chez un sujet hémophilique, toutes les causes pouvant amener des hémorragies. Il serait bon d'interdire la circoncision ; il faut proscrire l'incision du frein de la langue, et éviter autant que possible l'extraction des dents et l'application de sangsues. Quand l'enfant joue, on doit le surveiller avec soin, prévenir les chutes et les traumatismes ; enfin, on doit s'abstenir de toute opération à moins de nécessité absolue. Les toniques de tout genre et l'hydrothérapie peuvent aussi rendre des services comme moyens prophylactiques.

Quand l'hémorragie se produit il faut intervenir sans retard. Pour arrêter les hémorragies superficielles, la compression prolongée est un des meilleurs moyens ; surtout quand on l'associe aux astringents comme l'amadou et le perchlorure de fer. Il faut éviter les cautérisations au fer rouge et les caustiques, car lors de la chute des eschares il se produit d'abondantes pertes de sang qu'il est souvent impossible d'arrêter.

Après l'avulsion des dents, un bon moyen consiste à remplir l'alvéole avec un tampon de coton imbibé de perchlorure de fer, et on recouvre le tout avec des rondelles d'amadou. M. le professeur Tillaux préconise un bouchon de cire dans l'alvéole, et la compression pendant vingt-quatre ou trente-six heures.

Dans les cas d'épistaxis rebelles on a recours au tamponnement des fosses nasales.

En cas d'hémorragie interne, on a recours aux révulsifs modérés et aux médicaments dits hémostatiques. Les révulsifs cutanés appliqués sur les membres, les bains de pied sinapisés, l'hydrothérapie froide donnent parfois de bons résultats; l'hydrothérapie, en particulier, a été mise en usage avec un véritable succès dans un cas rapporté par Grandidier.

Mais c'est surtout la médication interne que l'on emploie. L'acétate de plomb, à la dose de 0,15, a permis à Cley d'arrêter une hémorragie qui durait depuis six jours. Le perchlorure de fer et l'ergotine à l'intérieur donnent souvent des succès, et sont d'ailleurs toujours employés. La petite hémophilique, dont nous avons rapporté l'observation, a été traitée par M. le professeur Baumel avec l'ergotine, la perchlorure de fer, la digitale, le lait glacé, et on peut dire qu'elle est sortie guérie du service des enfants.

Martin, Vieli et Grandidier préconisent les eaux de Schwalbach, qui auraient guéri deux frères hémophiliques.

Dans le cas d'hémorragie très abondante, à tendances syncopales et anémie profonde, on pourrait essayer la transfusion. Roussel (de Genève) aurait eu deux succès sur trois tentatives faites chez des hémophiliques; et même depuis la tranfusion les deux malades n'auraient plus eu d'hémorragie.

Après Gintrac, beaucoup d'auteurs, sinon tous, préconisent l'envoi des malades dans le Midi; mais dans quel climat faudrait-il donc envoyer les hémophiles habitant le midi de la France ?

CONCLUSIONS

1° L'hémophilie est une affection ordinairement héréditaire; mais elle peut être congénitale et même acquise.

2° Le paludisme des parents peut, dans certaines conditions encore ignorées, déterminer l'hémophilie chez les enfants.

3° La pathogénie de l'hémophilie n'est pas encore exactement connue, et de nouvelles recherches sont nécessaires.

4° Les femmes hémophiliques ou issues d'hémophiliques transmettent la diathèse aussi bien aux filles qu'aux garçons.

BIBLIOGRAPHIE

———

BAR. — Hémophilie (Revue gén. de clin. et de thérap., 1893).

CASTAN. — Hémophilie (Montpellier médical, 1869).

COMBEMALE. — Sur l'hémophilie (Echo méd. du Nord, 1897).

COMBY. — Traité des maladies de l'Enfance, 1898.

DUBOIS. — Hémorraphilie (Gaz. méd. de Paris, 1838).

FRITZ. — Hémophilie (Arch. de médecine, t. I, 1864).

GINTRAC (Henri). — Art. hémophilie (in Diction. de méd. et de chir. pratique).

GRANDIDIER. — Die Hemophilie oder die Bluterkrankeit, 1855.

GRENAUDIER. — Thèse de Paris, 1882.

HAYEM. — Bul. et mém. (Soc. méd. des Hôp. de Paris). — Séance du 22 novembre 1889.

HAYEM. — Sur un cas de diathèse hémorragique (Soc. méd. des hôp. de Paris). — Séance du 17 juillet 1891.

LANCEREAUX. — Anatomie pathologique, 1877.

LEBERT. — Causes, symptômes, trait. des hémorragies const. (Arch. de médecine, 1837).

MAGNUS HUSS. — Hémophilie (Arch. de médecine, 1857).

MARCU. — Thèse de Paris, 1892.

ROCHARD. — Art. Hémophilie in Dictionnaire encyclopédique des sciences médicales.

TARDIEU. — Diathèse hémorragique (Arch. de méd., 1841).

VILLARD. — Maladies hémophiliques (Marseille médical, 1887).

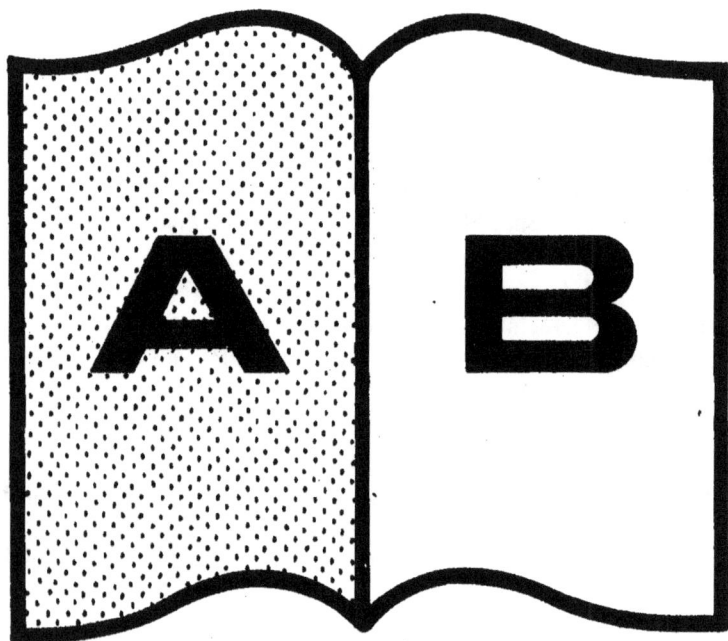

Contraste insuffisant

NF Z 43-120-14

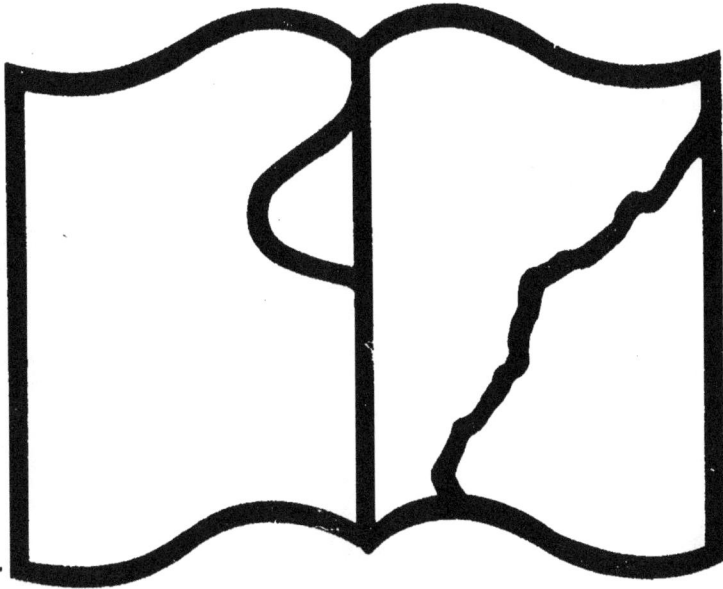

Texte détérioré — reliure défectueuse

NF Z 43-120-11

www.ingramcontent.com/pod-product-compliance
Lightning Source LLC
Chambersburg PA
CBHW071351200326
41520CB00013B/3175